PLANÈTE ASPERGER

LE TOUR DU SYNDROME EN 88 QUESTIONS

CÉDRIC H. ROSERENS

© Cédric Henri Roserens

Éditions du Char-à-Thym

v24 .-. . --. .. .-. .-.. ..- ...

CONTENU

PROVERBE

PRÉFACE

PROLOGUE

88 QUESTIONS

ÉPILOGUE

POSTFACE

BIBLIOGRAPHIE

REMERCIEMENTS

À PROPOS DE L'AUTEUR

PROVERBE

"Si tu connais un autiste, tu connais un autiste."

– *proverbe autiste*

PRÉFACE

Ce petit guide introductif au syndrome d'Asperger, c'est celui que j'aurais voulu avoir entre mes mains il y a 20 ou 30 ans pour éclairer mon chemin de vie. Diagnostiqué aspie (syndrome d'Asperger) à l'âge de 45 ans, c'est comme si quelqu'un avait allumé une bougie dans mon cerveau. Soudain tout s'éclaire, tout s'explique. Les adages grecs et romains "Connais-toi toi-même" et "Le savoir, c'est le pouvoir" prennent tout leur sens.

Des centaines de questions m'ont assailli durant les premiers mois qui ont suivi le diagnostic; je vous en livre huitante-huit, comme le nombre de constellations que compte le ciel nocturne, comme le nombre de touches d'un piano. Les réponses sont le fruit de mon expérience personnelle et de mes lectures post-diagnostic. Ce guide est volontairement basique. Pour une vision plus académique, reportez-vous aux références bibliographiques en fin d'ouvrage. Je vous souhaite un excellent voyage initiatique dans le cerveau d'un aspie.

Cédric H. Roserens

PROLOGUE

Une légende urbaine prétend que c'est un soir de décembre 2019 à Budapest, les yeux ébahis au premier rang de la projection de Star Wars IX, que l'évidence m'a sauté aux yeux au moment de la réplique "N'aie jamais peur de qui tu es..." – Je suis un Asperger – *Ich bin ein Asperger*.

La réalité est un peu plus complexe. C'est après avoir passé par les cases divorce, stress post-traumatique, dépression, anxiété, puis anxiété sociale persistante, que le diagnostic a été posé. D'abord via une série de tests en ligne, puis par une consultation chez une psychologue spécialisée à Reykjavík.

QUESTION 1

QU'EST-CE QU'UN SYNDROME?

Un syndrome est un ensemble de symptômes.

QUESTION 2

QUELS SONT LES SYMPTÔMES PRINCIPAUX DU SYNDROME D'ASPERGER?

Côté positif: l'honnêteté, la fidélité, la loyauté et la fiabilité.

Côté négatif: les difficultés dans les interactions sociales, les troubles psychomoteurs, les comportements répétitifs.

Côté neutre: les intérêts spécifiques et l'hypersensibilité sensorielle.

Ces symptômes sont précisés plus loin.

QUESTION 3

QU'EST-CE QUE LE SPECTRE AUTISTIQUE?

Si l'on ajoute aux symptômes du syndrome d'Asperger les difficultés à parler et à apprendre, on obtient l'ensemble des principaux symptômes de ce qui est appelé le spectre autistique, ou plus couramment l'autisme.

Les symptômes du spectre autistique se manifestent avec une intensité variable.

Certains symptômes ne se manifestent pas chez certains autistes.

Conséquence importante: chaque autiste est un individu unique, distinct, avec sa palette de symptômes propre (atouts et handicaps).

QUESTION 4

QU'EST-CE QU'UN ASPIE?

Un aspie est une personne diagnostiquée avec le syndrome d'Asperger.

QUESTION 5

QUELLE DIFFÉRENCE ENTRE UN AUTISTE ET UN ASPIE?

Un aspie est autiste mais un autiste n'est pas forcément aspie.

Les aspies sont donc un sous-ensemble de l'ensemble des autistes.

Aspie + difficultés à parler durant l'enfance + difficultés à apprendre durant la scolarité = autiste.

Autiste sans difficultés à parler ni à apprendre = aspie.

QUESTION 6

QUELLE DIFFÉRENCE ENTRE ASPERGER ET ASPIE?

Aucune.

QUESTION 7

QUEL RAPPORT AVEC LES ASPERGES?

Aucun.

Ni avec le verbe asperger, d'ailleurs.

QUESTION 8

QUI EST HANS ASPERGER?

Le syndrome d'Asperger doit son nom au psychologue autrichien Johann "Hans" Friedrich Karl Asperger (1906-1980), qui fut le premier à repérer un groupe d'enfants singuliers, les aspies.

QUESTION 9

QU'EST-CE QU'UN NEUROTYPIQUE?

Un être humain non-autiste.

QUESTION 10

COMMENT DEVIENT-ON ASPIE?

On nait aspie.

QUESTION 11

COMBIEN DE TEMPS RESTE-T-ON ASPIE?

On meurt aspie.

QUESTION 12

À QUEL ÂGE REPÈRE-T-ON UN ASPIE?

On peut repérer un aspie très tôt dans son enfance ou très tard durant l'âge adulte, voire pas du tout, l'aspie étant doué pour passer inaperçu.

QUESTION 13

QUELS SIGNES SE MANIFESTENT DURANT L'ENFANCE?

Les éventuels comportements répétitifs (alignement de jouets, mouvements compulsifs des mains ou des doigts, etc.) et intérêts restreints (passion pour les dinosaures mais aucun intérêt pour le reste du règne animal, par exemple) se manifestent dès la jeunesse de l'aspie.

QUESTION 14

QUELS SIGNES SE MANIFESTENT DURANT L'ADOLESCENCE?

La difficulté à s'intégrer socialement est un signe visible durant l'adolescence, particulièrement en cas de harcèlement scolaire (*bullying*), l'une des plaies les plus douloureuses dans la vie d'un aspie.

Toute personne hors-norme est en effet une victime potentielle de harcèlement scolaire (*bullying*) durant son adolescence. Les aspies ne font pas exception.

QUESTION 15

LES SYMPTÔMES DISPARAISSENT-ILS À L'ÂGE ADULTE?

Certains symptômes s'estompent avec les années, d'autres pas.

Certains diminuent ou disparaissent en fonction de la capacité de l'aspie à s'adapter au monde neurotypique.

D'autres n'ont aucun intérêt à disparaitre, car ils constituent des points forts.

QUESTION 16

PEUT-ON PASSER TOUTE SA VIE SANS SAVOIR QU'ON EST ASPIE?

Oui.

Du fait de l'absence de difficultés à parler ou à apprendre, et de sa grande capacité d'adaptation, l'aspie peut passer inaperçu une grande partie de sa vie.

Ce qui explique pourquoi les aspies sont parfois surnommés les autistes invisibles.

QUESTION 17

LA FORCE EST-ELLE AVEC LES ASPIES?

Si être aspie peut apparaitre comme un handicap dans un monde formaté pour les neurotypiques, les aspies ne manquent pas d'atouts dans leur jeu, notamment le carré d'as constitué de l'honnêteté, la fidélité, la loyauté et la fiabilité.

Alors, oui, la Force est avec les aspies, même s'il faut vivre avec quelques côtés obscurs.

QUESTION 18

TROP HONNÊTE POUR ÊTRE POLI?

Le revers de la médaille de l'honnête aspie, c'est qu'il est trop honnête.

Il dira franchement ce qu'il pense sans mesurer les conséquences, sans mettre les formes, en risquant de blesser son interlocuteur ou son interlocutrice.

L'aspie peine à mettre de l'eau dans son vin, même si au fond, il a raison, car le vin dilué dans l'eau, c'est pas bon.

QUESTION 19

LES ASPIES ONT-ILS DES PRÉJUGÉS?

Très peu.

Bien en-dessous de la moyenne neurotypique.

QUESTION 20

LE DIABLE EST-IL VRAIMENT DANS LES DÉTAILS?

Les aspies perçoivent mieux le détail que le global. Ils peuvent même être très forts à ce petit jeu-là, repérant à des kilomètres une faute d'orthographe ou un alignement rompu là où le commun des mortels n'y verra que du feu.

QUESTION 21

TOUJOURS À L'HEURE, L'ASPIE?

Telle une montre helvétique.

QUESTION 22

ORGANISATEUR HORS-PAIR, L'ASPIE?

Plus c'est organisé, plus c'est prévisible.

Et l'aspie aime le prévisible.

QUESTION 23

PLANIFICATION OU SURPLANIFICATION?

La planification rassure les aspies. Moins d'incertitude. Moins d'anxiété. Au point de surplanifier, aux dépens de la flexibilité, une qualité qui leur fait souvent défaut.

QUESTION 24

LES ASPIES VIENNENT-ILS DE VULCAIN?

Les habitants de la planète Vulcain et leur représentant le plus proéminent, Spock, sont réputés pour leur sens aigu de la logique. Tout comme les aspies.

Si Vulcain existait, elle pourrait bien être la planète d'origine des aspies.

QUESTION 25

TROP RIGIDES, LES ASPIES?

L'excès de logique, de planification et d'organisation rigidifie les aspies.

QUESTION 26

QUELS SONT LES PRINCIPAUX HANDICAPS DES ASPIES?

Les principaux sont l'intégration sociale, les troubles psychomoteurs, la naïveté, l'anxiété et l'hypersensibilité sensorielle. Ils sont décrits dans les prochaines questions.

QUESTION 27

ISABELLE A-T-ELLE LES YEUX BLEUS?

Ne demandez pas à un aspie. Le contact oculaire n'étant pas sa tasse de thé, il peut se passer des années avant qu'il se rende compte que oui, Isabelle a bien les yeux bleus (l'un des rares détails qui lui échappe).

QUESTION 28

L'ASPIE SE SOUS-ESTIME-T-IL?

Le manque d'estime de soi fait aussi partie des points faibles de l'aspie. Il résulte du fait qu'il n'arrive pas toujours à suivre la cadence neurotypique (tout va trop vite), ni à obtenir les mêmes succès que ses pairs non-autistes.

QUESTION 29

LA NAÏVETÉ, TALON D'ACHILLE DU JEUNE ASPIE?

Oui. Il tend innocemment à croire que tout le monde il est gentil. Il déchante rapidement et apprend à perdre son innocence, tout en séparant dans son entourage le bon grain de l'ivraie.

QUESTION 30

L'ASPIE A-T-IL DES AMIS?

Oui. En général moins que les neurotypiques, mais il s'agit d'amitiés qui s'inscrivent dans la durée.

QUESTION 31

L'ANXIÉTÉ SOCIALE, UNE CONSTANTE ASPIE?

Absolument. L'aspie apprécie davantage de revoir ses cercles restreints d'amis que de devoir créer de nouveaux cercles.

QUESTION 32

QU'EST-CE QUE LA FATIGUE SOCIALE?

C'est le cumul des interactions sociales qui se traduit par une charge mentale trop élevée pour le cerveau aspie.

QUESTION 33

POURQUOI EST-CE ÉPUISANT D'ÊTRE UN ASPIE?

À force de naviguer dans une société neurotypique qui n'est pas calibrée pour lui, l'aspie fatigue. Ses batteries se vident à chaque conversation, à chaque rencontre, à chaque interaction sociale. Des batteries d'une capacité moindre que celles des neurotypiques.

QUESTION 34

POURQUOI LES ASPIES AIMENT-ILS LA SOLITUDE?

Pour pouvoir recharger leurs batteries en toute tranquillité, aussi souvent et aussi longtemps que nécessaire, à l'écart du brouhaha neurotypique.

QUESTION 35

ANXIÉTÉ ET DÉPRESSION, LES DÉMONS DE L'ASPIE?

L'anxiété est gravée en lettres d'or dans l'ADN de l'aspie.

La dépression y est courante aussi.

Vivre dans un monde de neurotypiques, avec ses normes et ses attentes sociales élevées, n'est pas toujours une sinécure pour l'aspie. C'est une source d'anxiété au quotidien, et de possible dépression sur la durée.

QUESTION 36

QUID DES SUICIDES?

Le taux de suicide chez les autistes et les aspies est 7 à 10 fois supérieur à celui des neurotypiques, selon les études. D'autres études sont en cours pour affiner ces résultats. Les causes de cet écart sont aussi en cours d'analyse.

Conséquence de l'anxiété et de la dépression?
Du fait de se sentir constamment étranger parmi les neurotypiques?
Accumulation de fatigue sociale?
À suivre…

QUESTION 37

QUID DE L'ESPÉRANCE DE VIE?

Les autistes vivent en moyenne une quinzaine d'années de moins que les neurotypiques, les aspies une dizaine.

Des chiffres à affiner là aussi au fur et à mesure que tomberont les conclusions d'études en cours.

Est-ce un corollaire du taux de suicide plus élevé? La conséquence de l'affaiblissement des défenses immunitaires au fil d'un temps parsemé d'anxiété et de dépression en terre neurotypique? À suivre…

QUESTION 38

SOUS-ENTENDUS ET SARCASMES: MYSTÈRES POUR L'ASPERGER?

L'aspie dit ce qu'il pense, sans arrière-pensée. La divergence de sens entre ce qui est dit et ce qui est sous-entendu ne lui est pas naturelle, qu'il s'agisse de sarcasmes ou d'ironie. Cela dit, l'aspie apprend au fil du temps et des conversations.

QUESTION 39

L'ASPIE S'EN SORT-IL DANS LES MÉANDRES D'UNE CONVERSATION?

Quand parler? Quand interrompre? Quand écouter sans interrompre? L'art de la conversation est difficile à appréhender pour un aspie, surtout si les interlocuteurs sont nombreux et bruyants.

QUESTION 40

LES ASPIES MANQUENT-ILS D'EMPATHIE?

Non. Ils ne savent pas toujours comment l'exprimer.

QUESTION 41

FILER À L'ANGLAISE, SPÉCIALITÉ ASPIE?

Oui. Si l'aspie s'ennuie ou se noie dans le brouhaha ambiant d'un groupe de neurotypiques, il prétextera un passage aux WC pour filer à l'anglaise ou s'évaporera par la fenêtre sans que personne ne s'en aperçoive.

QUESTION 42

L'ASPIE A-T-IL MIS SA CULOTTE À L'ENVERS?

La mode vestimentaire (et capillaire) n'est pas la principale préoccupation de l'aspie, sauf s'il s'agit d'un de ses intérêts restreints, ou si c'est Carnaval.

QUESTION 43

QUID DES INTÉRÊTS RESTREINTS?

Ils sont la marque de fabrique des autistes et des aspies, grands bâtisseurs de tours Eiffel en allumettes devant l'Éternel(le)…

Les intérêts restreints passent inaperçus s'ils sont courants chez les neurotypiques (football, philatélie, jeu d'échecs), mais sautent aux yeux s'ils sont inhabituels (vexillologie, hornuss, dinosaures) et peuvent ainsi favoriser la mise à l'écart ou l'exclusion de l'aspie, malgré son statut d'expert hors-pair en la matière.

QUESTION 44

L'ASPIE, UN HYPERSENSIBLE?

Les cinq sens de l'aspie peuvent être nettement plus développés que ceux des neurotypiques. Chaque aspie ayant un profil différent, c'est un, deux, trois, quatre ou cinq sens, voire six, qui sont potentiellement concernés, avec une intensité variable. Cela peut être un avantage ou un inconvénient, selon les cas.

Illustrations dans les cinq prochaines questions…

QUESTION 45

OH, ASPIE, POURQUOI AS-TU DE SI GRANDES OREILLES?

C'est pour mieux t'entendre,
chère notification de smartphone.

L'aspie peut sursauter
au son d'une banale notification.

QUESTION 46

OH, ASPIE, POURQUOI AS-TU DE SI GRANDS YEUX?

C'est pour mieux t'observer,
chère décoration de Noël clignotante.

L'aspie peut se croire en disco
devant une telle déco.

QUESTION 47

OH, ASPIE, POURQUOI AS-TU DE SI GRANDES MAINS?

C'est pour mieux te toucher,
cher tissu râpeux de jeans à la mode.

*L'aspie peut galérer avant de trouver
des habits dont la texture lui convient.*

QUESTION 48

OH, ASPIE,
POURQUOI AS-TU
UNE SI GRANDE BOUCHE?

C'est pour mieux te savourer,
cher tajine aux dix épices.

L'aspie peut mieux apprécier certaines nuances aromatiques que ses congénères neurotypiques.

QUESTION 49

OH, ASPIE, POURQUOI AS-TU UN SI GRAND NEZ?

C'est pour mieux te humer,
cher fumet de boulangerie éloignée.

*L'aspie perçoit parfois à longue distance
ce qu'un neurotypique ne percevra
qu'à proximité.*

QUESTION 50

ORDONNÉ, MAIS PAS COORDONNÉ?

L'aspie peut avoir du mal à coordonner les mouvements de ses bras et de ses jambes (troubles psychomoteurs).

Certains exercices de gymnastique, le patinage, la natation, la danse, etc., représentent alors des challenges difficiles à relever, même en s'entrainant intensément.

QUESTION 51

QU'EST-CE QUI PROVOQUE UNE SURCHARGE SENSORIELLE?

Certaines situations du quotidien, comme le moment fatidique du passage à la caisse au supermarché.

Le cerveau aspie peine à suivre, car il s'y passe trop de choses simultanément (interaction sociale, paiement, rangement des articles, pression de la file d'attente).
Pas étonnant que l'aspie préfère faire ses achats en ligne.

QUESTION 52

ZÉRO DE CONDUITE?

Conduire, mission difficile pour l'aspie. Trop d'éléments à gérer en même temps: vision frontale, vision latérale, rétrovision, pluie, chauffage, vitesse, réservoir, frein, accélérateur, radio, etc. Si la voiture n'est pas automatique et que l'aspie peine à coordonner bras et jambes, la mission devient carrément impossible.

QUESTION 53

TAURINE, ADRÉNALINE, CAFÉINE?

L'aspie dit non merci.

Ou alors en toute petite quantité.

La vie va déjà bien assez vite comme ça.

QUESTION 54

LES ASPIES ONT-ILS DES COMPORTEMENTS RÉPÉTITIFS?

Oui.

QUESTION 55

LES ASPIES ONT-ILS DES COMPORTEMENTS RÉPÉTITIFS?

Oui.

QUESTION 56

LES ASPIES ONT-ILS DES COMPORTEMENTS RÉPÉTITIFS?

Oui.

QUESTION 57

POURQUOI CES COMPORTEMENTS RÉPÉTITIFS?

Appelés *fidgeting* en anglais, les comportements répétitifs calment et rassurent les aspies comme les autres autistes. Exemples: faire tourner son stylo dans sa main, faire des boucles de cheveux avec ses doigts, répéter un mantra, taper trente-trois fois la balle par terre avant de servir au tennis, etc. Contrairement aux tics et au toc (troubles obsessionnels compulsifs), les comportements répétitifs ne sont pas forcément involontaires.

QUESTION 58

L'ASPIE, COLLECTIONNEUR INVÉTÉRÉ?

Souvent. Car il aime bien classer et répéter. Qu'il s'agisse de philatélistes, d'operculophiles, de tyrosémiophiles, de plangonophiles ou de dentiscalpistes, sans oublier les douilledobusophiles et les capsuledebiéristes, il y en a pour tous les goûts et toutes les couleurs dans le (et hors du) spectre autistique.

QUESTION 59

CHANGEMENTS ET IMPRÉVUS, CAUCHEMARS DES ASPIES?

Malgré toute leur bonne volonté pour s'adapter au monde neurotypique, le besoin de routine des aspies prime, et tout changement ou imprévu est forcément malvenu et reçu avec une bonne dose de mauvaise humeur.

QUESTION 60

QUID DE LA VIE PROFESSIONNELLE D'UN ASPIE ?

Consignes claires, environnement calme, routines bien rodées, prise en compte de ses spécificités sensorielles, et l'aspie se sentira à l'aise au bureau. La Silicon Valley fait figure d'exemple à suivre en matière d'intégration des aspies, qui y jouent le rôle de carburant de l'innovation, avec le succès que l'on sait. Les Danois de *Specialisterne* ont eux pour but d'offrir de l'emploi à un million d'autistes. Les Allemands de *SAP* et le Suisse-alémanique *Asperger Informatik* sont aussi sur la bonne longueur d'onde en misant sur le potentiel des autistes. Même l'armée israélienne met à profit l'intelligence autistique pour des tâches pointues d'analyse de données stratégiques.

QUESTION 61

CONSIGNES CLAIRES ET TOUT S'ÉCLAIRE POUR L'ASPERGER?

C'est clair.

QUESTION 62

LA ROUTINE, NÉCESSITÉ ABSOLUE?

Absolument.

QUESTION 63

L'ASPIE, CANDIDAT AU BURNOUT?

Un aspie à la mauvaise place de travail, c'est une bombe à retardement vers l'épuisement professionnel (*burnout*).

QUESTION 64

L'ASPIE DOIT-IL RESTER MASQUÉ EN MILIEU PROFESSIONNEL?

Au sens propre, ça dépend de l'évolution de la pandémie de covid-19.

Au sens figuré, ça dépend de l'ouverture d'esprit de son employeur et de ses collègues.

QUESTION 65

L'ASPIE MANQUE-T-IL D'ESPRIT D'INITIATIVE?

Il accomplit ses tâches à la perfection tant qu'elles sont liées à des règles claires ou font l'objet de procédures, mais dès qu'il faut gratter plus loin, hors-cadre, l'aspie n'est plus dans son élément.

QUESTION 66

QUID DE L'ESPRIT D'ÉQUIPE?

L'aspie peut s'intégrer à une équipe, de préférence de petite taille et avec un effectif stable.

QUESTION 67

POURQUOI L'OPEN SPACE, C'EST L'ENFER ASPERGER?

Parce qu'il favorise les interactions sociales et le brouhaha constant, ennemis jurés de la tranquillité chère à l'aspie.

QUESTION 68

ET LES CAFÉTÉRIAS D'ENTREPRISE?

Le bavardage n'étant ni la tasse de thé,
ni de café de l'aspie, il ne s'y attardera pas.

QUESTION 69

ET LES APÉROS PROFESSIONNELS?

Énergivores aussi pour les aspies, à moins d'avoir des gènes valaisans, polonais ou champenois, qui tendent à prévaloir sur les gènes autistes à l'heure de l'apéritif.

QUESTION 70

FAUT-IL SAUVER LE SOLDAT ASPIE?

Oui. Mais ne pas vouloir en faire un caporal ou un lieutenant. Autant l'aspie est un bon soldat, autant la gestion d'une équipe et de ses conflits interpersonnels, souvent irrationnels, n'est pas son domaine de prédilection.

QUESTION 71

QUID DE LA VIE SENTIMENTALE D'UN ASPIE?

La difficulté à repérer les signes provenant de partenaires potentiels rend la vie sentimentale de l'aspie digne d'un parcours du combattant, ou d'une traversée du désert, à moins de trouver un partenaire qui soit sur le spectre autistique, sur une longueur d'onde non-neurotypique, ou particulièrement ouvert d'esprit.

QUESTION 72

QUID DE LA VIE SPIRITUELLE D'UN ASPIE?

Telle une pièce à double face. Le côté rationnel de l'aspie peut le faire opter pour l'athéisme ou l'agnosticisme, voire l'humanisme. Le côté rassurant d'une religion pleine de règles qui flèchent le parcours de vie jusqu'à la mort et même au-delà peut aussi attirer l'aspie.

QUESTION 73

QUID DE LA VIE POLITIQUE D'UN ASPIE ?

Les aspies ne savent pas mentir. Parler pour ne rien dire est un concept qui leur est inconnu. De plus, ils sont honnêtes et ont tendance à dire tout haut ce qu'ils pensent tout bas. Ils n'ont donc aucune chance de faire carrière en politique chez les neurotypiques.

QUESTION 74

CASANIER OU VOYAGEUR?

Les aspies se sentent à l'étranger partout, même chez eux. L'ailleurs n'est pas plus difficile à gérer pour eux que le chez eux, ce qui en fait des candidats de premier ordre aux voyages exotiques, puisqu'ils ne se sentiront pas moins à l'aise avec les us et coutumes de là-bas qu'avec les us et coutumes d'ici.

Certains aspies ont la tendance inverse et préfèrent rester dans leur environnement habituel, routine oblige.

QUESTION 75

QUELLE EST LA CAUSE DE L'AUTISME ?

Des facteurs génétiques complexes sont à l'origine de l'autisme. Les scientifiques (généticiens et neurobiologistes) découvrent, année après année, de nouveaux gènes liés à l'autisme. Ils assemblent pièce après pièce le puzzle du mystère des origines de l'autisme.

L'avancement des recherches scientifiques en génétique et en neurobiologie rend caduques les conclusions hasardeuses émises par les psychanalystes au siècle passé et leurs conséquences fâcheuses (culpabilisation des parents, envoi des enfants autistes en institution).

QUESTION 76

LES ASPIES ONT-ILS UN CERVEAU DIFFÉRENT?

Certaines parties du cerveau aspie ont un volume sensiblement différent des parties équivalentes du cerveau neurotypique, le cervelet notamment. De plus, de nombreuses connexions diffèrent. Tout ceci fait que le cerveau aspie fonctionne différemment. Ces différences sont un avantage ou un inconvénient, selon les cas.

QUESTION 77

LA VACCINATION PROVOQUE-T-ELLE L'AUTISME?

Les premiers signes visibles de l'autisme (difficultés à parler et à apprendre) se manifestent en même temps que l'administration des premiers vaccins.
Il s'agit d'une coïncidence.
Il n'y a aucune corrélation.

QUESTION 78

COMMENT GUÉRIR DE L'AUTISME?

Est-ce vraiment une maladie que d'être honnête, fidèle, loyal et fiable?

L'autisme se guérit tout simplement avec les mêmes médicaments que l'homosexualité: cinq comprimés par jour d'ouverture d'esprit et une bonne dose quotidienne de respect mutuel.

Des médicaments à prescrire aux neurotypiques autant qu'aux autistes.

QUESTION 79

L'AUTISME EST-IL NÉCESSAIRE?

Sans les autistes et les inventions issues de leur pensée alternative, les humains seraient probablement encore dans une caverne à bavarder en ingurgitant leur plat du jour de toujours: tartare de mammouth et baies des bois. En attendant que quelqu'un veuille bien tailler un silex, dompter le feu, inventer la roue, et canaliser l'électricité.

Vouloir éradiquer l'autisme, c'est renoncer à de futurs Mozart ou Einstein, c'est une atteinte à la neurodiversité.

QUESTION 80

QU'EST-CE QUE LA NEURODIVERSITÉ?

C'est une école de pensée qui privilégie la diversité neurologique, et donc qui prône l'intégration des autistes et de toute autre personne hors-norme dans une société inclusive mettant l'accent sur leurs points forts. C'est l'équivalent de la biodiversité à l'échelle végétale et animale.

QUESTION 81

L'AUTISME A-T-IL TOUJOURS EXISTÉ ?

Les premières conclusions des généticiens montrent que les gènes liés à l'autisme sont présents chez l'humain depuis la nuit des temps.

L'autisme est vieux comme le monde (et donc bien plus vieux que l'invention des vaccins).

QUESTION 82

LES AUTISTES ONT-ILS DES SUPERPOUVOIRS?

Cela dépend du hasard de la génétique, et des connexions cérébrales particulières de certains autistes. Il s'agit donc de cas particuliers, et non pas d'une généralité. Exemple illustre: Raymond Babbitt dans *Rain Man* (comptage express de cure-dents, capacité de calcul mental hors-norme, etc.).

QUESTION 83

TOUS LES ASPIES SONT-ILS DES GÉNIES?

Non.

Cependant, de nombreux génies sont des aspies.

QUESTION 84

QUELS GÉNIES SONT DES ASPIES?

Certains artistes et scientifiques présentent des traits autistiques et peuvent être considérés comme faisant partie de la communauté aspie.

En voici douze: Marie Curie, Emily Dickinson, Greta Thunberg, Michelangelo, Wolfgang Amadeus Mozart, Hans Christian Andersen, Lewis Carroll, Charles Darwin, Henry Cavendish, Isaac Newton, Albert Einstein et Leon Skum.

QUESTION 85

QUEL POURCENTAGE DE LA POPULATION EST AUTISTE?

Au moins 1% de la population,
dont la moitié sont des aspies (0,5%).

Certaines estimations récentes vont même jusqu'à 2% d'autistes et 1% d'aspies.

QUESTION 86

QUE FAIRE POUR RENDRE LE MONDE PLUS ASPIE-COMPATIBLE?

Augmenter le niveau de connaissance du spectre autistique dans la population neurotypique…

Inventer un langage commun qui serve de pont entre l'Autistan et la Normalie, à l'image du braille ou du langage des signes; les émoticônes en sont peut-être le squelette…

Généraliser le concept d'heures d'ouvertures spécifiques pour autistes dans les supermarchés (sans publicité sonore, avec luminosité réduite, sans pression aux caisses), comme c'est le cas en Nouvelle-Zélande...

Populariser les expériences de *speed-dating* pour non-neurotypiques et les leçons de séduction, comme c'est le cas en Australie...

Promouvoir les *silent discos* (discothèques silencieuses)...

Aménager des *aspie-cafés* et des *aspie-bars* dans lesquels la calmitude et la zenitude règneraient en maitresses, afin de n'avoir pas besoin d'*aspie-rine* une fois de retour au bercail. L'idée d'un bar inclusif vient de germer en Romandie...

Et cætera.

QUESTION 87

COMMENT SE FAIRE DIAGNOSTIQUER?

Un pré-diagnostic en ligne est possible, mais pas suffisant (*pour les détails, cf. postface*).

Un diagnostic complet effectué par un(e) psychologue spécialisé(e) en autisme est recommandé pour affiner l'analyse préliminaire en ligne.

QUESTION 88

POST DIAGNOSTIC LUX?

Après le diagnostic, la lumière?

Oui, tout s'éclaire.

Et la vie continue, en tenant mieux compte de ses forces et de ses faiblesses.

En espérant un avenir sous le signe de la neurodiversité.

ÉPILOGUE

Pour terminer, petit zoom sur mon parcours professionnel pré-diagnostic.

Malgré mon autisme non-diagnostiqué (syndrome d'Asperger), ma carrière dans le domaine de l'informatique a été dans l'ensemble un succès. Et ce, quelle que fut la mission: support aux utilisateurs, formation, écriture d'actualités, rédaction de contenu web, rédaction de questions d'examens, etc. Et ce, quel que fut le contexte: bancaire, horloger, société de service, télétravail ou nomadisme digital.

Un seul bémol, mais de taille, mon burnout de 2009. Un épuisement professionnel provoqué par des changements incompatibles avec mon ADN d'aspie: passage d'une petite équipe dans un petit bureau à un grand open-space, puis d'un travail jugé sur la qualité à un travail jugé sur la quantité. Un burnout évitable, si j'avais su que j'étais aspie.

Désormais équipé d'un gouvernail-diagnostic, il me sera plus aisé de naviguer dans les mers parfois agitées de la vie professionnelle.

Puisse cet ouvrage permettre à un(e) aspie qui s'ignore de se reconnaitre et d'éviter un éventuel burnout!

POSTFACE

Vous souhaitez faire un pré-diagnostic en ligne?

Demandez à votre moteur de recherche préféré de vous trouver les quatre tests suivants:

Aspie Quiz

Quotient Autistique (AQ)

RAADS-14 Screen (Ritvo Autism & Asperger Diagnostic Scale)

RMET (Reading the Mind in the Eyes Test).

BIBLIOGRAPHIE

Attwood, Tony (2008). *The Complete Guide to Asperger's Syndrome*. London: Jessica Kingsley Publishers.

Attwood, Tony (2014) et alli. *Been There. Done That. Try This!: An Aspie's Guide to Life on Earth*. London: Jessica Kingsley Publishers.

Dachez, Julie et Mademoiselle Caroline (2016). *La Différence Invisible*. Paris: Delcourt.

Friedman, Matt (2012). *Dude, I'm An Aspie!: Thoughts and Illustrations on Living with Asperger's Syndrome*. Morrisville: Lulu.com.

Grandin, Temple (2014). *The Autistic Brain: Thinking Across the Spectrum*. Boston: Mariner Books.

Grinker, Roy Richard (2021). *Nobody's Normal: How Culture Created the Stigma of Mental Illness*. New York: W. W. Norton & Company

Horiot, Hugo (2018). *Autisme: j'accuse!* Paris: L'Iconoclaste.

Pillet, Isabel (2014). *Odyssée en Pays Asperger.* Saint-Gall: Autismusverlag.

Schovanec, Josef (2015). *Éloge du Voyage à l'Usage des Autistes et de ceux qui ne le sont pas assez.* Paris: Pocket.

Schovanec, Josef (2013). *Je suis à l'Est!* Paris: Pocket.

Silberman, Steve (2016). *NeuroTribes: The Legacy of Autism and How to Think Smarter About People Who Think Differently.* London: Atlantic Books.

Simone, Rudy (2010). *Asperger's on the Job: Must-Have Advice for People with Asperger's or High Functioning Autism and their Employers, Educators, and Advocates.* Arlington: Future Horizons.

REMERCIEMENTS

Un merci infini à ma famille et à mes amis, mes guides en terre neurotypique.

Et un merci particulier aux relectrices et relecteurs, qui ont contribué à bonifier cet ouvrage:

Aline RAYNAL

Corinne SAUGE

Françoise ZINGG

Gilles TACCHINI

Karim DI MATTEO

Laetitia DONQUE

Laurence ABBET

Nicolas SUMMERMATTER

À PROPOS DE L'AUTEUR

Écrivain-voyageur, nomade numérique, rédacteur web, chocoholique, un brin vexillologue, et observateur attentif de la voûte céleste, CÉDRIC HENRI ROSERENS est né à Martigny (Valais, Suisse) en 1974, un peu trop tard pour être James Cook et explorer les eaux infinies de l'océan Pacifique, un peu trop tôt pour être James Kirk et explorer les espaces infinis de notre Galaxie.

Cédric Henri Roserens est l'auteur autopublié de FANTASVISS et HAPPÍSLAND (courts récits), LE TRÉSOR D'ONCLE GREG (roman), PLANÈTE ASPERGER (miniguide) et LONGITUDE 360 (haïkus). Il a en outre collaboré au recueil de nouvelles LA FEMME EST L'AVENIR DE L'HOMME (Éditions Montsalvens).

www.ingramcontent.com/pod-product-compliance
Lightning Source LLC
Chambersburg PA
CBHW070807220526
45466CB00002B/575